BEI GRIN MACHT SICH IHR
WISSEN BEZAHLT

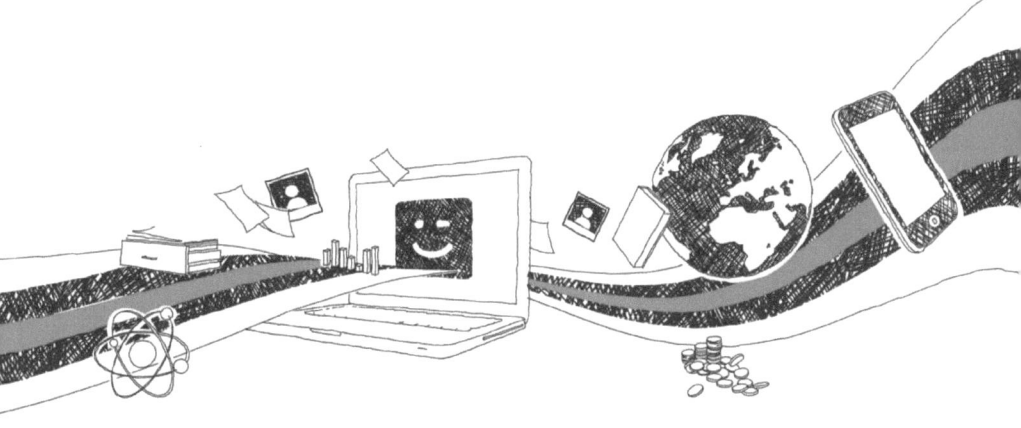

- Wir veröffentlichen Ihre Hausarbeit,
  Bachelor- und Masterarbeit

- Ihr eigenes eBook und Buch -
  weltweit in allen wichtigen Shops

- Verdienen Sie an jedem Verkauf

Jetzt bei www.GRIN.com hochladen
und kostenlos publizieren

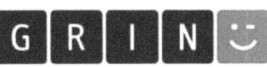

Gesundheitspsychologie und ihre Inhalte, Entwicklung, Vetreter sowie ihr Bezug zur Gesundheitsförderung

Cesca Berg

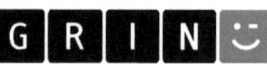

Bibliografische Information der Deutschen Nationalbibliothek:

Die Deutsche Nationalbibliothek verzeichnet diese Publikation in der Deutschen Nationalbibliografie; detaillierte bibliografische Daten sind im Internet über http://dnb.d-nb.de abrufbar.

ISBN: 9783346545367
Dieses Buch ist auch als E-Book erhältlich.

Druck und Bindung: Books on Demand GmbH, Norderstedt Germany
Gedruckt auf säurefreiem Papier aus verantwortungsvollen Quellen

Das vorliegende Werk wurde sorgfältig erarbeitet. Dennoch übernehmen Autoren und Verlag für die Richtigkeit von Angaben, Hinweisen, Links und Ratschlägen sowie eventuelle Druckfehler keine Haftung.

Das Buch bei GRIN: https://www.grin.com/document/1151369

Hochschule für angewandte Wissenschaften Coburg

Fakultät Soziale Arbeit und Gesundheit

B.Sc.-Studiengang Integrative Gesundheitsförderung

Modul 5: Gesundheitspsychologie

Hausarbeit –

Gesundheitspsychologie

Name: Cesca Berg

Semester: 6

Inhaltsverzeichnis

Abkürzungsverzeichnis

APA – American Psychological Association

AT – Autogenes Training

BÖP – Berufsverband Österreichischer PsychologInnen

DEKIMED – Deutsche Klinik für Integrative Medizin und Naturheilverfahren

DGPs – Deutsche Gesellschaft für Psychologie

EHPS – European Health Psychology Society

IAAP – International Association for Applied Psychology

KlinGes – Sektion Klinische und Gesundheits- Psychologie

MAD – Milde Ableitungsdiät

NLP – Neurolinguistische Programmierung

PME – Progressive Muskelentspannung

WHO – World Health Organization

Abbildungsverzeichnis

Tabellenverzeichnis

1 Einleitung

Die vorliegende Hausarbeit befasst sich mit zentralen Inhalten der Gesundheitspsychologie. Im Folgenden wird dabei zunächst der Begriff definiert, sowie der Gegenstand und wesentliche Inhalte aufgeführt. Anschließend wird die geschichtliche Entstehung und Entwicklung der Disziplin aufgezeigt sowie zwei Vertreter genannt und deren Modelle beschrieben. In einem Abschließenden Teil wird ein Blick in die Gesundheitsförderung gerichtet, der Bezug der Gesundheitspsychologie zu dieser hergestellt sowie praktische Beispiele der Anwendung aufgeführt.

Für eine bessere Lesbarkeit wird auf die Verwendung männlicher und weiblicher Sprachformen verzichtet. Alle Personenbezeichnungen gelten demnach für beide Geschlechter.

2 Definition der Gesundheitspsychologie

Die Gesundheitspsychologie stellt eine Subdisziplin der Psychologie dar. Um zu verstehen, womit sich die Psychologie der Gesundheit beschäftigt, wird in diesem Kapitel zunächst die Frage geklärt, was Psychologie und Gesundheit bedeuten. Anschließend wird die Gesundheitspsychologie definiert, sowie deren Gegenstand und Inhalte aufgezeigt.

2.1 Begriffsdefinition Psychologie

Der Begriff Psychologie setzt sich aus den griechischen Worten „psyche" und „logos" zusammen. „Psyche" bedeutet Seele und „logos" Wort oder Kunde, daher kann die Psychologie als „Seelenkunde" bezeichnet werden. Mit der Eröffnung des psychologischen Laboratoriums in Leipzig, durch Wilhelm Wundt, im Jahr 1879 lässt sich ein Datum ihrer Entstehung festlegen. Sie ist eine Erfahrungswissenschaft deren Gegenstand „Verhalten, Erleben und Bewusstsein des Menschen, deren Entwicklung über die Lebensspanne und deren innere und äußere Bedingungen und Ursachen" sind (Zimbardo, 1995, S. 4). Das wesentliche Ziel ist es, dieses beobachtete oder auch nicht-beobachtete Verhalten zu beschreiben, erklären, prognostizieren und beeinflussen. Die Psychologie kann allgemein in Grundlagenfächer, Anwendungsfächer und Methodenfächer unterteilt werden (Schönpflug & Schönpflug, 2008; Zimbardo, 1995).

2.2 Begriffsdefinition Gesundheit

Nach dem veralteten, aus dem 19. Jahrhundert stammenden biomedizinischen Modell, wird Gesundheit rein als Abwesenheit von Krankheit bezeichnet. Ein Zusammenspiel von Psyche und Somatik soll demnach nicht existieren und Krankheit vom Individuum nicht selbst kontrollierbar sein. Psychologische Faktoren stellten lediglich eine Folge von Krankheit dar, jedoch nicht die Ursache oder einen Beitrag (Knoll et al., 2011; Schoberger et al., 2014).

Nach neuen Erkenntnissen des biopsychosozialen Modells von George Engel wurde jedoch deutlich, dass psychische sowie sozial-gesellschaftliche Faktoren an der Entstehung und dem Verlauf einer Krankheit wesentlich beteiligt sind (Knoll et al., 2011). Die WHO schrieb in ihrer Satzung eine Definition nieder, welche Gesundheit ebenfalls als ein multidimensionales Konstrukt kennzeichnet: „Gesundheit ist der Zustand des vollständigen körperlichen, geistigen und sozialen Wohlbefindens (engl.:

well-being) und nicht nur des Freiseins von Krankheit und Gebrechen. [...]" (WHO, 1948, S. 1, Übers. d. Autorin).

2.3 Definition und Gegenstand der Gesundheitspsychologie

Die Gesundheitspsychologie beschäftigt sich mit menschlichem Verhalten in Bezug auf gesundheitliche Risiken oder bereits bestehende Beeinträchtigungen sowie dem Erhalt und der Verbesserung von Gesundheit. Sie greift dabei zurück auf Erkenntnisse der Sozialpsychologie, allgemeinen Psychologie und klinischen Psychologie und steht in enger Verbindung zur Verhaltensmedizin. Im Zentrum steht die Frage, welche Prozesse riskante oder präventive Verhaltensweisen beeinflussen sowie ob und in wie weit Persönlichkeit, Verhalten, Emotionen, Kognitionen und Emotionen die Gesundheit eines Individuums beeinflussen. Das Hauptaugenmerk wird dabei im Gegensatz zur klinischen Psychologie auf körperliche Erkrankungen gelegt. Ihre Aufgabe ist es, Menschen eine gesunde Lebensweise beizubringen und sie zur Aufnahme und zum Erhalt dieser zu motivieren.   Die Gesundheitspsychologie lässt sich den anwendungsorientierten Fächern der Psychologie zuordnen. Angewandte Aspekte sind dabei die Entwicklung und Evaluation von Programmen der Gesundheitsförderung, Krankheitsprävention und Rehabilitation. Jedoch weist sie auch zahlreiche grundlagenorientierte Forschungsfelder auf. Dabei handelt es sich zum Beispiel um Stressbewältigung, Risikowahrnehmung oder gesundheitsbeeinträchtigendes Verhalten, wie Bewegung oder Ernährung (Lippke & Renneberg, 2006; Knoll et al., 2011; Vollmann & Weber, 2005; Zimbardo, 1995).

3 Geschichte der Gesundheitspsychologie

Die offizielle Anerkennung der Gesundheitspsychologie liegt erst 40 Jahre zurück, denn zu Beginn des zwanzigsten Jahrhunderts wurde erstmals das bereits erwähnte biomedizinische Modell durch die psychosomatische Medizin angezweifelt. Der Zusammenhang von psychischen und physischen Vorgängen und damit auch das biopsychosoziale Modell gewann zunehmend an Relevanz. Bedingt durch die Zunahme von chronisch-degenerativen Krankheitsbildern, steigenden Kosten im Gesundheitswesen, sowie der Erkenntnis, dass bestimmte Risikoverhaltensweisen die Entstehung von Krankheiten maßgeblich beeinflussen, begannen Psychologen sich neben der seelischen auch mit der körperlichen Gesundheit, sowie deren Zusammenspiel zu befassen (Knoll et al. 2011; Schoberger et al. 2014). Somit kam es schrittweise zur Etablierung der Gesundheitspsychologie, was im Folgenden, im englischsprachigen Raum sowie im deutschsprachigen Raum, aufgezeigt wird.

3.1 Etablierung im englischsprachigen Raum

Die wesentliche Etablierung der Gesundheitspsychologie begann in Amerika im Jahr 1969. William Schofiel veröffentlichte hier in der amerikanischen Psychologiezeitschrift *American Psychologist* einen Artikel mit dem Titel „The role of psychology in the delivery of health services", woraufhin die APA 1973 die Task Force On Health Research gründete. 1976 wurde daraufhin ein Artikel publiziert, welcher zur Institutionalisierung der Gesundheitspsychologie riet. Anschließend gründete die APA 1978 die *Division of Health Psychology*, auch Divison 38 genannt. Erster Präsident des Verbandes wurde Joseph Matarazzo, welcher zudem die erste offizielle Definition der Gesundheitspsychologie verfasste. 1979 publizierte George Stone et. al. das Buch „Gesundheitspsychologie", welches als erstes Lehrbuch der Fachdisziplin gilt. Seit 1982 veröffentlichte zudem die APA Divison 38 die Fachzeitschrift *Health Psychology*. Weitere Zeitschriften folgten, wie *Psychology and Health* 1987, *Journal of Health Psychology* 1996, *Journal of Occupational Health Psychology* 1996, *British Journal of Health Psychology*, ebenfalls seit 1996 sowie das Jahrbuch *International Review of Health Psychology*, erstmals publiziert im Jahr 1992. Im Jahr 1986 wurde zudem die Fachgruppe Gesundheitspsychologie der British Psychological Society gegründet, sowie die EHPS in Tilburg (Knoll et al. 2011; Schoberger et al. 2014; Renner & Schwarzer, 1999).

3.2 Etablierung im deutschsprachigen Raum

Die Etablierung der Fachdisziplin in Deutschland begann im Jahr 1988, als die Freie Universität Berlin, als erste Universität, Gesundheitspsychologie in Form eines Wahlpflichtfaches anbot. Die erste deutsche Organisation der Disziplin, unter dem Namen Fachgruppe Gesundheitspsychologie, wurde 1992 von der DGPs gegründet. Zu ihren Aufgaben zählt die Nachwuchsförderung, sowie die Organisation von Workshops und Konferenzen. Darüber hinaus schafft sie ein umfangreiches Netzwerk für die Erforschung grundlagen- und anwendungsorientierter Themen der Gesundheitspsychologie. Ergebnisse dieser Forschung sowie Beiträge der Theorie werden im dreimonatigen Abstand in der *Zeitschrift für Gesundheitspsychologie* publiziert. Zudem hat sich Gesundheitspsychologie als ein eigenständiges Studienfach

etabliert und wird beispielsweise an der SRH Gera und der SRH Heidelberg als
Bachelorstudiengang angeboten (Knoll et al., 2011).

In Österreich gewann die Gesundheitspsychologie in den 1980er Jahren an
Bekanntheit. Allerdings wies die Bevölkerung zu diesem Zeitpunkt wenig Kenntnisse
über diese psychologische Teildisziplin auf. Funktionäre des BÖP entwickelten
aufgrund dessen in einem Workshop einen Informationsfolder. 1990 erweiterte sich
die Sektion Klinische Psychologie zur Sektion Klinische und Gesundheits-
Psychologie. Das erste Psychologengesetz 1991 ermöglichte den Titelschutz und gab
Regelungen bezüglich der Ausbildung zum Gesundheitspsychologen. Bei einem
Workshop der Konferenz der Sektion KlinGes stand 1992 erstmal die
Gesundheitspsychologie im Mittelpunkt. 1993 wurde eine Studie durchgeführt, in der
erstmals die Tätigkeitsfelder von Gesundheitspsychologen betrachtet wurden
(Schoberger et al., 2014).

4 Vertreter und Modelle der Gesundheitspsychologie

Bekannte Vertreter der Gesundheitspsychologie und deren Modelle des
Gesundheitsverhaltens sind: Albert Bandura – sozial-kognitive Theorie; Becker und
Rosenstock - Health Belief Model (HBM); Ajzen und Fishbein - Theory of Reasoned
Action; die Protection Motivation Theory (PMT) nach Rogers; die Theory of Planned
Behaviour (TPB) nach Ajzen; Ralf Schwarzer - Health Action Process Approach
(HAPA); Prochaska und DiClemente - Transtheoretical Model (TTM) sowie das
Precaution Adoption Process Model nach Weinstein und Sandman (Schoberger et al.,
2014).

„Modelle versuchen das Gesundheitsverhalten von Menschen zu erklären,
vorherzusagen und Implikationen für gezielte Verhaltensveränderungen abzuleiten,
indem die dafür entscheidenden „Stellgrößen" identifiziert werden" (Vollmann &
Weber, 2005, S. 441). Im Folgenden werden zwei der genannten Vertreter und deren
Modelle ausführlich aufgeführt.

4.1 Bandura – die sozial-kognitive Theorie

Albert Bandura ist ein kanadischer Psychologe. 1977 entwickelte er die soziale
Lerntheorie, welcher er 1986 in die sozial-kognitive Theorie umbenannte. Sie findet
nicht nur in der Gesundheitspsychologie Verwendung, sondern in vielen Bereichen der
Psychologie und gehört zu den kontinuierlichen Prädiktionsmodellen. Solche Modelle

gehen der Annahme nach, dass eine Person in der Verhaltensänderung einen kontinuierlichen Prozess durchläuft (Lück, 2020; Schwarzer, 2004). Den Aufbau der Theorie, mit Beispielen bezogen auf die Gesundheit, zeigt Abbildung 1.

Im Mittelpunkt stehen die beiden Konstrukte Selbstwirksamkeitserwartung, kurz SWE, welcher allgemein eine große Relevanz für das Gesundheitsverhalten zugeschrieben wird, sowie die Handlungsergebniserwartung. SWE kann mit Kompetenzerwartung gleich geschrieben werden, das heißt es handelt sich um die Einschätzung der eigenen Kompetenz, der Fähigkeit ein bestimmtes Verhalten in jeglicher Situation umzusetzen. Handlungsergebniserwartungen stellen die erwarteten positiven oder negativen Konsequenzen einer bestimmten Handlung dar. Sie bestehen aus physischen, sozialen oder selbstevaluativen Komponenten. Die SWE übt einen direkten und indirekten Einfluss auf das Verhalten aus, letzteres über die Handlungsergebniserwartung oder über Intentionen, Ziele. Diese Ziele setzt sich die Person selbst. Sie können langfristig oder kurzfristig sein und werden neben der Selbstwirksamkeit und der Ergebniserwartung durch behindernde oder unterstützende soziostrukturelle Faktoren beeinflusst, wie beispielsweise Unterstützung aus dem sozialen Umfeld. Personen, die eine starke Selbstwirksamkeit aufweisen, setzen diese Ziele höher. Zudem handeln sie schneller, haben ein größeres Durchhaltevermögen, sind bereit mehr Anstrengung aufzubringen und können besser mit Rückschlägen umgehen. Daher ist es wichtig die Selbstwirksamkeit zu fördern. Laut Bandura gibt es dafür vier verschiedene Quellen. Diese sind mastery-, vicarous- und symbolic experience, sowie emotional arousel. Die mastery experience, die erfolgreiche Ausführung einer Handlung, ist die stärkste Quelle, wenn der erreichte Erfolg wiederholt wird und selbst initiiert ist. Die vicarous experience oder stellvertretende Erfahrung steigert die Selbstwirksamkeit durch die Beobachtung und den Vergleich mit einer Person in ähnlicher Verfassung, welche eine schwierige Situation erfolgreich bestreitet. Bei der symbolischen Erfahrung erfolgt eine Förderung durch verbale Überzeugung einer nahestehenden oder einer Person mit Vorbildfunktion. Die vierte Quelle stellt die emotionale Erregung dar. Personen schließen dabei durch positive oder negative Emotionen, vor oder während einer Handlung, Rückschlüsse auf die eigene Kompetenz (Knoll et al., 2011; Schwarzer, 2004; Lippke & Renneberg, 2006).

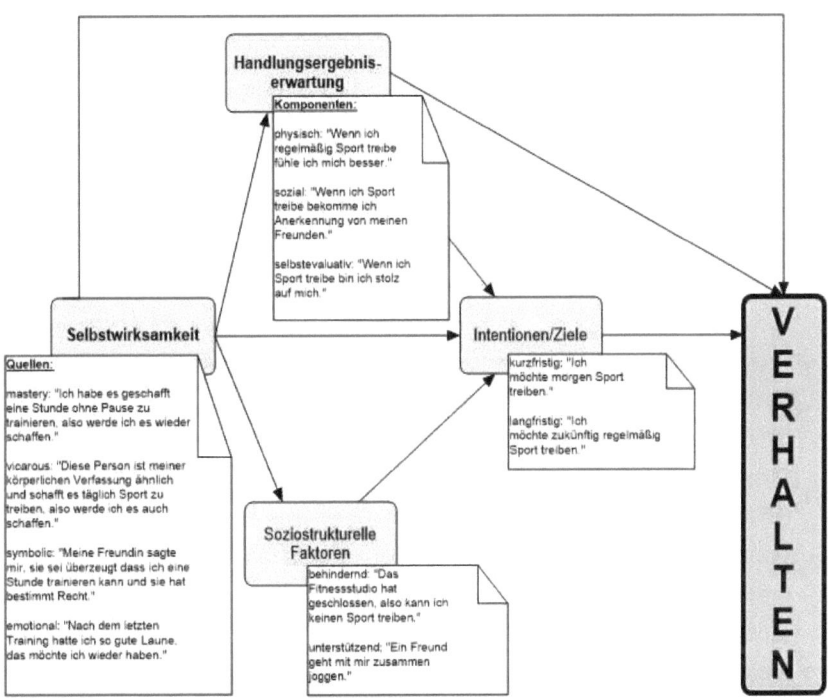

Abbildung 1: Die sozial-kognitive Theorie mit Beispielen (nach Bandura 1977) (Abb. auf der letzten Seite größer)

Die wichtigste Voraussetzung für eine Veränderung im Gesundheitsverhalten ist es laut Bandura, dass Personen sich zuerst über Risiken und Gewinne für die Gesundheit, sowie den Einfluss des eigenen Lebensstils bewusst sind (Knoll et al., 2011; Schwarzer, 2004; Lippke & Renneberg, 2006).

4.2 Prochaska und DiClemente – Transtheoretical Model (TTM)

Das Transtheoretische Modell der Verhaltensänderung wurde 1983 von den Psychologen James O. Prochaska und Carlo DiClemente für die Raucherentwöhnung entwickelt. Heute kommt es in zahlreichen Bereichen des Gesundheitsverhaltens zum Einsatz und ist das meistverwendete Stadienmodell. Stadien- oder Stufenmodelle gehen allgemein davon aus, dass Menschen bei der Entwicklung zum Zielverhalten verschiedene Stufen durchlaufen, die durch unterschiedliche Einflüsse und spezielle Faktoren gekennzeichnet sind. Die Stufen unterscheiden sich dabei qualitativ voneinander und um auf die nächste zu gelangen muss die vorherige erfolgreich abgeschlossen sein (Knoll et al., 2011; Schwarzer, 2004). Die Stufen der Verhaltensänderung stehen beim TTM im Mittelpunkt. Es werden sechs verschiedene Stufen unterschieden. Diese sind Präkontemplation, Kontemplation, Vorbereitung, Handlung, Aufrechterhaltung und Stabilisierung. Personen werden diesen Stufen zugeordnet je nach motivationaler Ausgangslage, beabsichtigtem Verhalten in der Zukunft sowie Verhalten in der Vergangenheit (Knoll et al., 2014). Beispiele sind in Tabelle 1 aufgeführt.

Der Präkontemplation werden Personen zugeordnet, die nicht über eine Verhaltensänderung in den nachfolgenden sechs Monaten nachdenken. Oft ist dies darauf zurückzuführen, dass diese Personen sich der Problematik und damit der Notwendigkeit ihr Verhalten zu ändern nicht bewusst sind. Hilfreich in diesem Stadium kann ein Anstoß direkt durch das soziale Umfeld oder den Arzt oder indirekt durch beispielsweise einen Zeitungsartikel sein. Denkt eine Person bereits darüber nach ihr Verhalten in den nächsten sechs Monaten zu ändern, jedoch noch nicht im nachfolgenden Monat, dann befindet sie sich im Kontemplationsstadium. Beabsichtigt und plant die Person im nächsten Monat eine Veränderung vorzunehmen oder hat bereits im Verlauf des vergangenen Jahres einen Versuch unternommen befindet sie sich auf der Stufe der Vorbereitung. In diesem Stadium werden eventuell erste Versuche unternommen, sich dem geplanten Verhalten anzunähern, es findet jedoch noch keine vollständige Veränderung statt. Dies geschieht erst im nachfolgenden Stadium der Handlung. Die Person setzt hier das geplante Zielverhalten um und stellt Anstrengungen an dieses aufrechtzuerhalten. Nachdem dies sechs Monate kontinuierlich durchgeführt wurde, gelangt die Person in das Stadium der Aufrechterhaltung. Hier soll das Verhalten stabilisiert werden. Die Anstrengung der Aufrechterhaltung nimmt hier bereits ab. Nach fünf Jahren geht die Person zu der letzten Stufe, der Stabilisierung über. Das Zielverhalten ist hier automatisiert und unterliegt keinerlei Anstrengung mehr. Zu beachten ist, dass dieser Prozess nicht zwangsläufig linear abläuft. Häufig kommt es zu Rückschlägen, welche Personen in ein vorheriges Stadium zurückwerfen, wodurch der Veränderungsprozess eher spiralförmig abläuft. Auch die Zeitkriterien sind individuell zu betrachten (Knoll et al., 2011; Schwarzer, 2004; Lippke & Renneberg, 2006).

Stufe	Beispielaussage
1. Präkontemplation (engl.: precontemplation)	„Ich treibe nie Sport und denke nicht darüber nach dies zu ändern."
2. Kontemplation (engl.: contemplation)	„Ich treibe nie Sport, aber denke darüber nach damit anzufangen."
3. Vorbereitung (engl.: preparation)	„Ich treibe nie Sport, aber habe vor dreimal wöchentlich Sport zu treiben."
4. Handlung (eng.: action)	„Ich treibe seit einigen Wochen dreimal wöchentlich Sport."
5. Aufrechterhaltung (engl.: maintenance)	„Ich treibe bereits seit einem halben Jahr dreimal wöchentlich Sport."
6. Stabilisierung (engl.: termination)	„Ich treibe seit fünf Jahren automatisch dreimal wöchentlich Sport."

Tabelle 1: Stufen des TTM mit Beispielaussagen (nach Lippke & Renneberg, 2006)

Weitere elementare Variablen des TTM sind der Prozess der Verhaltensänderung, die SWE, die Entscheidungsbalance sowie die Versuchung.

Die zehn Prozesse der Verhaltensänderung sind kognitiv-affektive oder verhaltensorientierte Prozesse, welche von einer Person während der Verhaltensänderung angewendet werden. Zu den kognitiv-affektiven zählen Bewusstseinserhöhung, Neubewertung der eigenen Person, Neubewertung der Umwelt, emotionale Relevanz und soziale Befreiung. Zu den verhaltensorientierten zählen Kontingenzmanagement, hilfreiche Beziehungen, Gegenkonditionierung, Selbstbefreiung sowie Stimuluskontrolle. Die kognitiv-affektiven Prozesse sind vor allem in den ersten drei Stadien der Verhaltensänderung hilfreich, die verhaltensorientierten dahingegen in den Stadien der Handlung und Aufrechterhaltung. Die SWE ist hier bezogen auf die Kompetenz, Risikosituation, die Rückfälle auslösen könnten, mit Erfolg zu umgehen. Die Entscheidungsbalance ist gekennzeichnet durch gegenüberstehende positive und negative Handlungsergebniserwartungen. In den ersten drei Stadien des TTM überwiegen die negativen und vor Eintritt in das Handlungsstadium überwiegen die positiven Erwartungen (Knoll et al., 2011; Schwarzer, 2004). Die Versuchung ist definiert „als die wahrgenommene Dringlichkeit, mit der eine Person in einer schwierigen Situation ihrer Gewohnheit [...] nachgeben möchte" (Knoll et al., 2011, S. 56).

5 Bezug zur Gesundheitsförderung

Wie bereits zu Beginn erwähnt sind die Entwicklung und Evaluation von Programmen der Gesundheitsförderung zentrale Inhalte der Gesundheitspsychologie. Dies liegt darin begründet, dass die Erkennung der psychischen Phase der Änderungsmotivation einer Person maßgeblich ist, um Effektivität und Sorgfalt eines solchen Interventionsprogrammes zu garantieren (Schwarzer, 2004). Im Folgenden werden diese Programme, sowie die Gesundheitsförderung allgemein näher betrachtet.

5.1 Begriffsdefinition Gesundheitsförderung

Am 21. November 1986 fand die erste Internationale Konferenz zur Gesundheitsförderung der WHO statt. Sie verabschiedete die Ottawa-Charta mit folgender Definition für die Gesundheitsförderung:

> „Gesundheitsförderung zielt auf einen Prozess, allen Menschen ein höheres Maß an Selbstbestimmung über ihre Gesundheit zu ermöglichen und sie damit zur Stärkung ihrer Gesundheit zu befähigen. [...] Gesundheit steht für ein positives Konzept, das in gleicher Weise die Bedeutung sozialer und individueller Ressourcen für die Gesundheit betont wie die körperlichen Fähigkeiten. Die Verantwortung für Gesundheitsförderung liegt deshalb nicht nur bei dem Gesundheitssektor, sondern bei allen Politikbereichen und zielt über die Entwicklung gesünderer Lebensweisen hinaus auf die Förderung von umfassendem Wohlbefinden hin." (WHO, 1986, S.1)

Im Zentrum steht die Frage, was zum Erhalt und zur Förderung der Gesundheit beiträgt sowie wie und wo Menschen zu einem Gesundheitsverhalten motiviert und in der Umsetzung unterstützt werden können (Zimbardo, 1995).

5.2 Settings der Gesundheitsförderung

Bereiche in denen die Gesundheitsförderung Anwendung findet sind die primärärztliche Versorgung, der Arbeitsplatz, Kindergärten, Schulen oder Gemeinden. Letzteres hat das Ziel Risikofaktoren bei einem Großteil der Bevölkerung zu minimieren. Maßnahmen sind Medienkampagnen oder Gesetzesänderungen. Primärärztliche Versorgungen sind zum Beispiel individuelle Beratungsgespräche oder Aufklärung bezüglich Risikoverhalten sowie die Vermittlung besonderer Verhaltenstechniken. Gesundheitsförderung am Arbeitsplatz implementiert Arbeitssicherheit, gesunde Mahlzeiten in der Kantine, sportliche Aktivitäten während oder nach der Arbeitszeit oder rückengerechte Büromöbel. In Schulen und Kindergärten finden Interventionen in Form von Aufklärungskampagnen statt, beispielsweise zum Thema Zuckerkonsum oder auch sportliche Aktivitäten sowie die Bereitstellung gesunder Kost und Vorsorgeuntersuchungen (Knoll et al., 2011).

5.3 Programme der Gesundheitsförderung

Anwendungsbeispiele sind Programme zur Raucherentwöhnung, Stressbewältigung, Bewegungsförderung, sowie für ein Rückengerechtes Verhalten, Verringerung von Alkoholmissbrauch oder eine gesunde Ernährung (Knoll et al., 2011; Schwarzer, 2004). Zwei dieser werden im Folgenden näher betrachtet.

5.3.1 Stressbewältigung

Es gibt unspezifische und spezifische Stressbewältigungsprogramme. Unspezifische fördern allgemeine Bewältigungskompetenzen für berufliche und private Belastungen. Spezifische sind auf bestimmte Personengruppen zugeschnitten, wie Berufsgruppen oder Personen mit besonderen Belastungen. Eine weitere Kategorie sind sekundäre und tertiäre Stresspräventionsprogramme, welche beispielsweise bei Schmerzpatienten eine bessere Krankheitsbewältigung bewirken, sowie Verschlimmerungen vorbeugen sollen.

Stressbewältigungstrainings haben drei verschiedene Ansatzpunkte. Der erste sind potenzielle Stressoren. Ziel ist es belastende Situationen zu reduzieren oder gar nicht erst aufkommen zu lassen. Dafür werden im Training Selbstmanagementkompetenzen aufgebaut, sozialkommunikative Fähigkeiten gefördert und problembezogene Bewältigungsstrategien gelehrt, wie Nein-Sagen, systematisches Problemlösen, Arbeitsorganisation, Zeitplanung und nach sozialer Unterstützung suchen. Der zweite Punkt sind stressinduzierende Kognitionen. Das wahrgenommene Ungleichgewicht, welches zwischen Anforderungen und Ressourcen herrscht, soll aufgelöst oder umgekehrt werden. Hierzu werden die kognitive Umstrukturierung oder das Selbstinstruktionstraining angewendet. Stressauslösende Einschätzungen werden dabei zu stressvermindernden Einschätzungen. Der dritte Punkt sind die psychophysiologischen Stressreaktionen. Ziel ist hier vor allem die Reduktion emotionaler und körperlicher Erregung. Hierfür werden palliative Bewältigungsstrategien angewendet. Dies sind Entspannungstechniken, wie PME und AT, sowie Genusstraining, Steigerung körperlicher Aktivität und erholsame Freizeitgestaltung.

Meist werden multimodale Stressbewältigungsprogramme angewendet welche mehrere der genannten Methoden verbinden. Ziel sind der Erhalt von Gesundheit und die Vermeidung von Erkrankungen, durch den Aufbau eines breiten Repertoires an Bewältigungsstrategien. Die Durchführung erfolgt meist in Kleingruppen über einen Zeitraum von mehreren Wochen (Vollman & Weber, 2005).

5.3.2 Körperliche Aktivität und Ernährung

Wie ein gesundheitsförderndes Programm im Bereich der Bewegung und Ernährung aussieht wird am Beispiel der „PfundsFit" Kampagne dargestellt.

„PfundsFit" ist eine multimediale Kampagne der AOK Baden-Württemberg aus dem Jahr 2006. Multimedial bedeutet Präsenz in allen Medien, wie Rundfunk, Fernsehen, Zeitungen, Plakate und Flyer, zudem wenige, klare, wissenschaftlich abgesicherte Botschaften, sowie Interventionen überall im Umfeld. Das Konzept ist auf der Annahme aufgebaut, dass Aufklärung allein nicht genügt, sondern motivationale Anreize und praktische Übungen notwendig sind, um neue Verhaltensweisen zu lernen. Inhalte sind Bewegung und gesunde Ernährung, verbunden mit Spaß und in einer unterstützenden Gruppe, zur Gewichtsreduktion und Vorbeugung von Krankheiten.

Die Kampagne war in drei Phasen aufgeteilt. Die erste war die Motivationsphase. Sie dauerte einen Monat und bestand aus intensiver Kommunikation, Werbemaßnahmen, Infoveranstaltungen, sowie einer Einführungsveranstaltung. Die zweite war die Interventionsphase. Hier wurde das 10-wöchige Sport- und Ernährungsprogramm bearbeitet. 14.000 Teilnehmer in 855 Gruppen trafen sich wöchentlich und führten das Programm unter Anleitung der Sport- und Ernährungsfachkräfte durch. Weitere Angebote waren das AOK-Ernährungsberatungstelefon, über 600 Kochtreffs, ein begleitendes Kochbuch und die rund 2400 Angebote der Sport- und Wandervereine. Anschließend ging es in die Langzeitphase über, in die weiterführenden Gesundheitsangebote der AOK genutzt werden konnten.

Der Ergebnisse zeigen einen deutlichen Erfolg. Bei 89,9% der Teilnehmer kam es zu einer Gewichtsreduktion, in den meisten Fällen, bei 28,8% zu ein bis zwei Kilogramm. Zudem fühlten sich die Teilnehmer wacher, selbstbewusster, lebensfroher, gesünder und vor allem leistungsfähiger (Ommer-Hohl et al., 2007).

Exkurs: Ein Beispiel aus der Praxis – Die Arbeit des Gesundheitstrainings der DEKIMED Bad Elster

Das Gesundheitstraining der Rehabilitationsklinik verbindet Gesundheitspsychologie mit Gesundheitsförderung. Es richtet sich nach den Prinzipien des Salutogenese Modells von Aaron Antonovsky. Hierbei steht nicht Krankheit im Vordergrund, sondern die Förderung der eigenen Gesundheit unter Einbezug der individuellen Ressourcen, Kompetenzen und Potenziale (Reimann, 2006). Ziel ist es, die Patienten innerhalb der drei bis sechs Wochen Aufenthalt zu einem gesundheitsbewussten Lebensstil zu motivieren, ihnen mehr Selbstbestimmung über ihre Gesundheit zu geben und damit Risikofaktoren dauerhaft zu minimieren. Dazu werden in Gruppen verschiedene Methoden zur Gesundheitserhaltung erlernt, trainiert und stabilisiert und dabei das individuelle Gesundheitsverhalten unter Einbezug von NLP Techniken schrittweise modifiziert. Die Arbeit beschränkt sich also nicht auf einen Punkt, sondern bietet ein umfassendes Programm zur Verhaltensänderung. Dabei werden die Säulen Selbsthilfe, Bewegung, Ernährung, Körperwahrnehmung und Entspannung unterschieden.

Die Säule der Selbsthilfe befasst sich in interaktiven Vorträgen mit Themen wie Akupressur, Säure-Basen-Haushalt, Stressbewältigung, Nein-Sagen, Schröpfkopfmassage, Zuckeralternativen, Hausmittel und natürliche Mittel bei Schlafstörungen. Ein weiteres Element ist die Kneipptherapie. Hier werden sowohl theoretische als auch praktische Inhalte über das Therapiekonzept allgemein und insbesondere über die Hydrotherapie vermittelt. Den Patienten werden verschiedene Güsse, Bäder, sowie das Wassertreten erklärt und gemeinsam durchgeführt. Im Bereich der Bewegung wird die Möglichkeit geboten an der Morgenbewegung im Freien teilzunehmen. Hier werden den Patienten einfache Übungen zur Aufwärmung, Kräftigung und Koordination, verbunden mit Elementen des Qi Gong mit auf den Weg gegeben. Körperwahrnehmung befasst sich mit Übungen der Life Kinetik, sowie Atemreisen, Body Scans und dem Thema Achtsamkeit. Ein zentrales Element stellt zudem die Entspannung dar. Hier werden die beiden Entspannungsverfahren PME und AT angeboten, sowie Phantasiereisen. Es werden die Herkunft, der Ablauf und die Wirkungsweise des Verfahrens erklärt und Tipps gegeben wie dies zuhause durchgeführt werden kann. Im Bereich der Ernährung wird eine betreute Fastenkur nach Buchinger oder eine MAD angeboten, was häufig zu Verbesserungen von Beschwerden führt und damit zur selbstständigen Umsetzung in der Zukunft motiviert. (eigener Erfahrungsbericht)

Quellenverzeichnis

Monographien

Knoll, N., Scholz, U. & Rieckmann, N. (2011). *Einführung Gesundheitspsychologie* (2.Aufl.). München: Reinhardt Verlag.

Schönpflug, W. & Schönpflug, U. (2008). *Psychologie. Grundlagen Allgemeine Psychologie, Entwicklungspsychologie, Persönlichkeitspsychologie, Sozialpsychologie.* Augsburg: Weltbild Verlag.

Schwarzer, R. (2004). *Psychologie des Gesundheitsverhaltens. Einführung in die Gesundheitspsychologie* (3.Aufl.). Göttingen: Hogrefe.

Zimbardo, P. (1995). *Psychologie* (6.Aufl.). Augsburg: Weltbild Verlag.

Sammelwerke

Lippke S., Renneberg B. (2006). Theorien und Modelle des Gesundheitsverhaltens. In Renneberg B., Hammelstein P. (Hrsg.). *Gesundheitspsychologie.* Berlin, Heidelberg: Springer.

- (2006). Inhalte der Gesundheitspsychologie, Definition und Abgrenzung von Nachbarfächern. In Renneberg B., Hammelstein P. (Hrsg.). *Gesundheitspsychologie.* Berlin, Heidelberg: Springer.

Reimann, S. (2006). Das Salutogenesekonzept von Antonovsky. In Renneberg B., Hammelstein P. (Hrsg.). *Gesundheitspsychologie.* Berlin, Heidelberg: Springer.

Vollmann, M. & Weber, H. (2005). Gesundheitspsychologie. In Schütz, A. (Hrsg.). *Psychologie: eine Einführung in ihre Grundlagen und Anwendungsfelder* (S. 436-452). Stuttgart: Kohlhammer.

Fachzeitschriften

Ommer-Hohl, J., Schierle, O., Garmhausen, R., Braden, E., Pudel, V. & Ellrott, T. (2007). Aspekte der Ernährungspsychologie - Die Gesundheitskampagnen „PfundsKur" und „PfundsFit". *Ernährung,* 4, 179-183. doi: 10.1007/s12082-007-0043-1

Renner, B. & Schwarzer, R. (1999). Gesundheitspsychologe. In Bundesvereinigung für Gesundheit (Hrsg.). *Gesundheit: Strukturen und Handlungsfelder* (S. 1-22) Neuwied: Luchterhand.

Schoberger, R., Zakall, P. & Höfer, S. (2014). Die Geschichte der Gesundheitspsychologie. *Psychologie in Österreich,* 2/3, 172-175.

Internetquellen

Lück, H.E. (2020). Bandura, Albert. In Wirtz, M.A. (Hrsg.). *Dorsch: Lexikon der Psychologie.* Göttingen: Hogrefe. Abgerufen am 04.07.2020 von https://dorsch.hogrefe.com/stichwort/bandura-albert

World Health Organization (1986). *Ottawa Charta zur Gesundheitsförderung.* Abgerufen am 06.07.2020 von https://www.euro.who.int/de/publications/policy-documents/ottawa-charter-for-health-promotion,-1986

- (1948). *WHO-Satzung.* Abgerufen am 03.07.2020 von https://www.euro.who.int/de/about-us/organization/who-worldwide

siehe S. 7

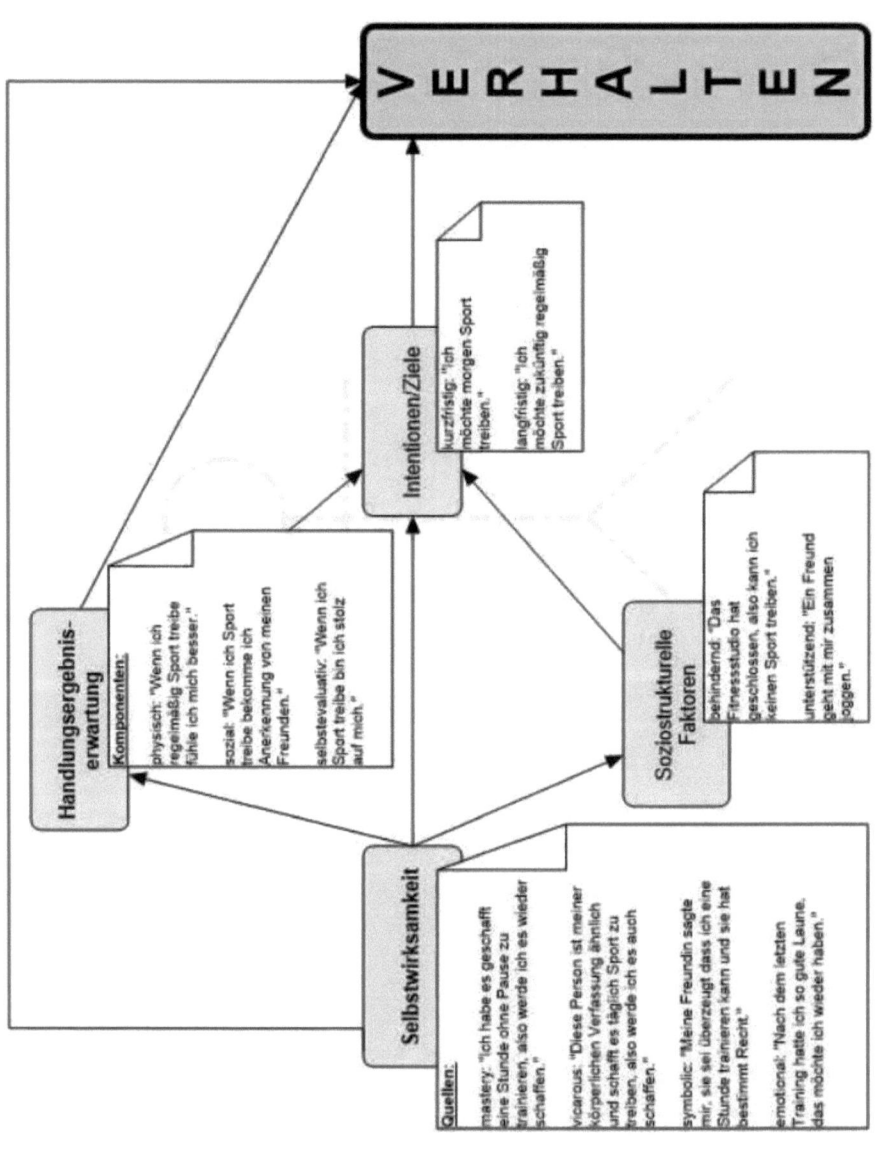

Abbildung 1: Die sozial-kognitive Theorie mit Beispielen (nach Bandura 1977)